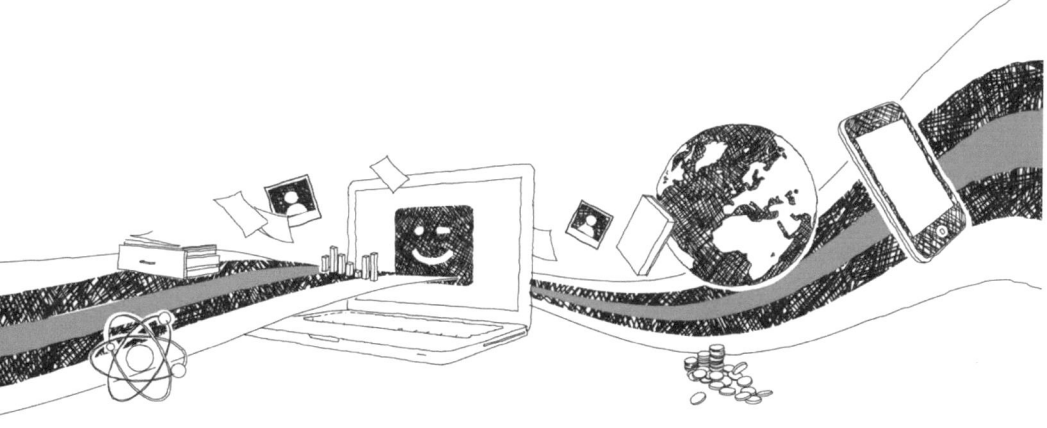
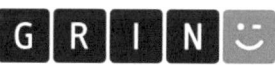

Ökonomisierung im Gesundheitswesen. Finanzierung von Krankenhäusern in privater Trägerschaft

Cäcilia Mickel

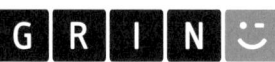

Bibliografische Information der Deutschen Nationalbibliothek:

Die Deutsche Nationalbibliothek verzeichnet diese Publikation in der Deutschen Nationalbibliografie; detaillierte bibliografische Daten sind im Internet über http://dnb.d-nb.de abrufbar.

ISBN: 9783346636386
Dieses Buch ist auch als E-Book erhältlich.

Druck und Bindung: Books on Demand GmbH, Norderstedt Germany
Gedruckt auf säurefreiem Papier aus verantwortungsvollen Quellen

Das vorliegende Werk wurde sorgfältig erarbeitet. Dennoch übernehmen Autoren und Verlag für die Richtigkeit von Angaben, Hinweisen, Links und Ratschlägen sowie eventuelle Druckfehler keine Haftung.

Das Buch bei GRIN: https://www.grin.com/document/1192842

Hochschule Fresenius

Fachbereich onlineplus

Studiengang: M.A. Management im Gesundheitswesen

Hausarbeit

Ökonomisierung im Gesundheitswesen: Finanzierung von Krankenhäusern in privater Trägerschaft

Cäcilia, Mickel

Modul: Stakeholdermanagement

Abgabedatum: 17.05.2021

Inhaltsverzeichnis

1 Einleitung

Die Krankenhäuser gehörten zu den großen Dienstleistungsunternehmen mit Millionenumsätzen. Sie haben eine zentrale Funktion im Gesundheitswesen. Mit 24,8 Prozent entfällt rund ein Viertel der Gesundheitsausgaben des Jahres 2018 auf den Krankenhaussektor. Die Ausgaben des Krankenhaussektors beanspruchen diese ca. ein Drittel. Aufgrund einer personalintensiven Arbeitsweise mit ca. 1,25 Mio. Menschen verursachen die Personalkosten mehr als 60 Prozent der Gesamtkosten der Einrichtungen. Die Krankenhäuser können in öffentliche Träger, beispielsweise Gemeinden oder Bundesländer, freigemeinnützige Träger, wie Wohlfahrtverbände und Kirchen, sowie privatwirtschaftliche Träger z.B. Einzelunternehmen und Konzerne, unterschieden werden. Die öffentlichen Einrichtungen sind rückläufig und Kommunen sowie die Bundesländer veräußern ihre Einrichtungen an private und gewinnwirtschaftlich orientierte Unternehmen. Zu letzteren gehören beispielsweise die Rhön-Kliniken, Asklepios und Fresenius/Helios (Institut Arbeit und Qualifikation, o. J.). Die privaten Krankenhausträger dürfen nicht mit dem Begriff ‚Privatklinik' verwechselt werden. Erstere kennzeichnen nur die Inhaberschaft des Krankenhauses (Deutscher Bundestag, 2014).

Ziel meiner Hausarbeit ist es, die Forschungsfrage ‚Wie finanzieren sich die Krankenhäuser in privater Trägerschaft und sind diese ertragreicher als öffentliche oder freigemeinnützige Kliniken?' zu beantworten. Zu deren Beantwortung wurde eine literaturbasierte Untersuchung vorgenommen.

Im Kapitel 2.1 werden die Trägerschaften und deren Unterschiede erläutert. In Kapitel 2.2 folgen die Unterschiede der Finanzierung von Krankenhäusern in privater Trägerschaft. Die wirtschaftlichen Aspekte werden in Kapitel 2.3 erläutert. Eine Analyse und die Diskussion erfolgen in Kapitel 3. Mit dem Fazit in Kapitel 4 wird der Arbeit abgerundet.

2 Krankenhäuser, Trägerschaften und Finanzierung

2.1 Unterscheidung der Trägerschaften

In Deutschland gab es im Jahr 2018 genau 1925 Krankenhäuser, was bedeutet, dass sich gegenüber dem Jahr 1992 die Zahl aufgrund von Zusammenschlüssen oder Stilllegungen kleiner Einrichtungen um 456 verringert hat. Sowohl die Verweildauer als auch die Zahl der Betten sind mit 547 000 im Jahr 2002 und 497 000 im Jahr 2018 rückläufig (Institut Arbeit und Qualifikation, o. J.).

Grundsätzlich unterscheiden sich zugelassene Krankenhäuser und zugelassene Privatkrankenhäuser voneinander. Eine Privatklinik ist nur für Selbstzahlerinnen und Selbstzahler. Zugelassene Krankenhäuser unterliegen der Preisbindung. Dies wird durch das Krankenhausentgeltgesetz (KHEntgG) geregelt. Unterschieden werden die Krankenhaustypen auch in Bezug auf ihren Tätigkeitsschwerpunkt und Versorgungsumfang. Des Weiteren sind Allgemein- und Fachkliniken oder Tages- und Nachtkliniken zuständig für die ärztliche Behandlung und stationäre Versorgung. Auch hinsichtlich der Versorgungsstufen kann zwischen Grund-, Regel-, Schwerpunkt- und Maximalversorgung unterschieden werden.

Zu den Trägerschaften der Krankenhäuser gehören die öffentlichen, freigemeinnützigen und die Krankenhäuser in privater Trägerschaft. Erstere haben einen öffentlichen Träger, beispielsweise Bund, Land, Kreis, Gemeinde oder Sozialversicherungsträger wie Berufsgenossenschaften. Sie machen 30 Prozent aller Krankenhäuser in Deutschland aus und stellen die Hälfte aller Krankenhausbetten. Zu den freigemeinnützigen Krankenhäusern zählen die Träger von freien Wohlfahrtsverbänden, Kirchengemeinschaften, Vereine oder Stiftungen. Betrieben werden diese beispielsweise vom Deutschen Roten Kreuz sowie der evangelischen oder katholischen Kirche (Bundesministerium für Gesundheit, 2018). Zu den Krankenhäusern in privater Trägerschaft zählen beispielsweise eine Stiftung des Privatrechts oder ein rechtsfähiger Verein. Die private Trägerschaft hängt von der ‚Person' des Krankenhausträgers ab, nicht von der Rechtsform. Eine juristische Person des Privatrechts, eine natürliche Person oder (teil-)rechtsfähige Gesamthandsgemeinschaften können ein derartiges Krankenhaus betreiben, wenn mit erwerbswirtschaftlichen Grundsätzen (Gewinnerzielungsabsicht) gearbeitet wird. Die Bedarfsdeckung hat eine untergeordnete Bedeutung.

Die unternehmensrechtliche Form kann eine Aktiengesellschaft (AG), eine Kommanditgesellschaft (KG) und eine Gesellschaft mit beschränkter Haftung (GmbH) sein. Die Gesellschaft bürgerlichen Rechts (GbR) und die offene Handelsgesellschaft (OHG) hingegen sind aufgrund des hohen Haftungsrisikos weniger praktikabel für den Betrieb eines Krankenhauses. Der Unternehmer eines Krankenhauses in privater Trägerschaft bedarf nach § 30 GewO (Gewerbeordnung) einer gewerberechtlichen Konzession zur Aufnahme des Krankenhausbetriebs. Die Konzession ist eine amtliche Erlaubnis, die bei persönlicher Unzuverlässigkeit, bei baulichen Gefahren oder bei ungenügender medizinischer Versorgung nicht zu erteilen ist. Im Sinne des § 108 SBG V (Fünftes Sozialgesetzbuch) kann ein Krankenhaus in privater Trägerschaft gleichzeitig auch ein Plan- oder Vertragskrankenhaus zur Leistungserbringung in der gesetzlichen Krankenversicherung berechtigt sein (Deutscher Bundestag, 2014). Durch die gesetzliche Verpflichtung aus § 1 Abs. 2 KHG (Krankenhausfinanzierungsgesetz) muss die Vielfalt der Krankenhausträger beachtet, abgesichert und bei der Planung berücksichtigt werden. Einem weniger leistungsfähigen Träger könnte den Vorzug gegenüber einem anderen Träger gegeben werden (Klauber, Geraedts, Friedrich & Wasem, 2018).

Öffentliche Einrichtungen sind mit einem Anteil von 28,7 Prozent im Jahr 2018 im Vergleich zu 44,6 Prozent im Jahr 1992 rückläufig. Kommunen oder Bundesländer veräußern ihre Einrichtungen an gewinnwirtschaftliche Unternehmen. Der Anteil hat sich mit 37,6 Prozent im Jahr 2018 im Vergleich zu 15,5 Prozent im Jahr 1992 mehr als verdoppelt. Der Krankenhausmarkt von den gewinnwirtschaftlichen Unternehmen wird beispielsweise von den Konzernen Fresenius/Helios, Asklepios oder den Rhön-Kliniken bestimmt (Institut Arbeit und Qualifikation, o. J.).

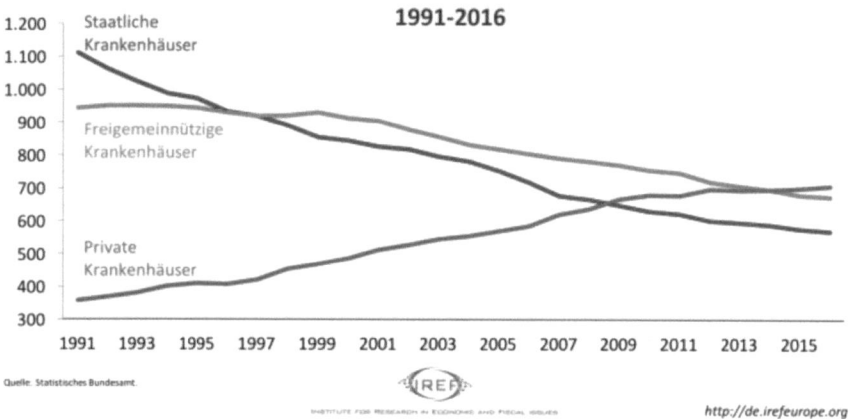

Abbildung 1: Krankenhäuser in Deutschland 1991–2016 (Kurz, 2017)

In Abbildung 1 ist eine Zunahme der Krankenhäuser in privater Trägerschaft ge-genüber den staatlichen und freigemeinnützigen Krankenhäusern zu erkennen. Konkret stieg die Zahl der privaten Träger im Jahr 1991 von ca. 350 auf ca. 750 im Jahr 2015 an. Wohingegen die Anzahl der staatlichen Krankenhäuser von ca. 1100 auf ca. 550 gesunken ist. Der Anteil der freigemeinnützigen Kranken-häuser ist ebenfalls von ca. 950 im Jahr 1991 auf ca. 650 im Jahr 2015 gesunken.

2.2 Unterschiede in der Finanzierung von Krankenhäusern mit privater Trägerschaft

Ein Unterscheidungsmerkmal von privaten Krankenhausträgern gegenüber frei-gemeinnützigen oder kommunalen Trägern ist das private Eigenkapital im Unter-nehmen. Verbunden ist diese Nutzung mit den Kapitalkosten. Diese ergeben sich jährlich in Form von Ausschüttungen. Private Mittel und Fremdkapital sind nicht kostenfrei nutzbar, da Zinsen anfallen (Augurzky, Beivers & Pilny, 2018).

Aus dem dualen System erhalten die Krankenhäuser finanzielle Mittel. Sowohl die privaten und gesetzlichen Krankenkassen als auch die Finanzierung aus Steuermitteln der Bundesländer tragen die Kosten (Augurzky, Beivers & Pilny, 2018). Im Jahr 1972 war es das Ziel, das geltende Kostendeckungsprinzip durch ein leistungsorientiertes Vergütungssystems zu ersetzen. Dazu wurden Fallpau-schalen zur Vergütung eingesetzt. Neben diesen sind beispielsweise die Verweil- und Behandlungsdauer Kriterien für die Berechnung, welche durch das EDV-Pro-gramm ‚Grouper-Software' berechnet und unterstützt wird.

Aufwändigere Leistungen sollen mit einem höheren Entgelt vergütet sein als weniger zeit- und kostenintensive. Dabei ist das Vergütungssystem pauschaliert und durch sämtliche Leistungen des Behandlungsfalls vergütet (Deutscher Bundestag, 2014).

Im Krankenhausfinanzierungsgesetz (KHG) ist die Finanzierung aller Krankenhäuser unabhängig von ihrer Trägerschaft geregelt. Die freigemeinnützigen und privaten Krankenhausträger werden in § 1 Abs. 2 KHG hervorgehoben, da die wirtschaftliche Sicherung nicht beeinträchtigt werden darf. Begründet wird dies mit der Tatsache, dass diese Träger nicht auf zusätzliche Betriebs- und Investitionszuschüsse zurückgreifen können. Vordergründig dürfen für Krankenhäuser in privater Trägerschaft maximal 60 Prozent der Leistungen aus Wahlleistungen bestehen (Reimbursement Institute, o. J.). Der Betrieb eines Krankenhauses in privater Trägerschaft unterscheidet sich rechtlich. Anspruch auf finanzielle Förderung haben diese nur, wenn sie sich angemessen an der allgemeinen Versorgung beteiligen. Jährlich müssten mindestens 40 Prozent der Berechnungstage entfallen (Deutscher Bundestag, 2016).

Privatpersonen finanzieren private Krankenhäuser und Anteilseigner eines Krankenhauses haben ein Anrecht auf das ‚Residuum', also den Gewinn, der nach Abzug der Kosten übrigbleibt. Daher möchten sie die qualitätssteigernden und kostensenkenden Innovationen vorantreiben. Eigentümer gibt es bei staatlichen Krankenhäusern nicht, weshalb der Anreiz für eine effektive Verwendung der Ressourcen geringer ist. Für Investitionen bedarf es ein gutes Management (Kurz, 2017). Der Vorteil ist, das Kapital am Kapitalmarkt zu akquirieren, wodurch die Investitionskraft gesteigert wird. Krankenhäuser werden für externe Kapitalgeber interessant, wenn die Ausschüttung eines Teilgewinns erfolgt. So fließen dem Gesundheitswesen private Mittel zu. Auf Fördermittel können öffentliche oder freigemeinnützige Krankenhäuser bei nicht Gewinnorientierung zurückgreifen. Die Möglichkeit des Einsatzes privater Mittel entfällt (Augurzky, Beivers & Pilny, 2018). Die privaten Allgemeinkrankenhäuser waren im Jahr 2013 zu 7 Prozent nicht und staatliche Krankenhäuser zu 62 Prozent investitionsfähig. Zudem nehmen private Krankenhäuser weniger staatliche Fördermittel in Anspruch und zahlen mehr Steuern. Dadurch entlasten sie die öffentlichen Krankenhäuser (Kurz, 2017).

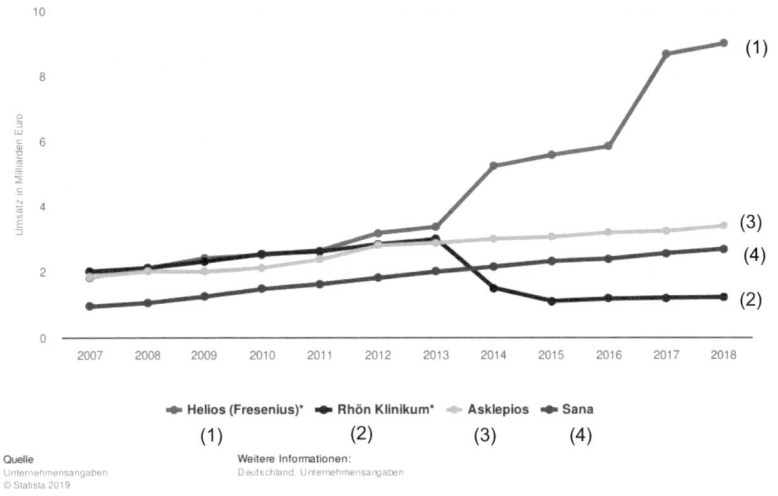

Umsatz der größten privaten Klinikbetreiber in Deutschland in den Jahren 2007 bis 2018 (in Milliarden Euro)

Abbildung 2: Umsatz der größten privaten Klinikbetreiber 2007-2018 (Radtke, 2019)

In der Abbildung 2 sind die größten privaten Klinikbetreiber in Deutschland abgebildet u.a. Helios/ Fresenius, die Rhön-Kliniken, Asklepios und Sana. Deutlicher Vorreiter waren im Jahr 2018 Helios/Fresenius mit ca. 9 Mrd. Euro, gefolgt von Asklepios und Sana mit ca. 3 Mrd. Euro. Die Rhön-Kliniken wiesen im Jahr 2018 einen Umsatz von ca. 1 Mrd. Euro aus.

Die Material- und Personenaufwandsquote ist eine der Kennzahlen für das Wirtschaften der Krankenhäuser. Bei den öffentlichen Kliniken waren es im Jahr 2018 bei 90,5 Prozent. Beispielsweise bleiben von 100 Euro nur 8 Euro für Finanzierungen, Reparaturen und anderen Ausgaben übrig. Bei den freigemeinnützigen Krankenhäusern lag die Quote im Jahr 2018 bei 87,5 Prozent. Bei den Krankenhäsuer in privater Trägerschaft lag die Quote bei 83,6 Prozent.

Der Medizinischen Dienst der Krankenkassen (MDK) unternimmt nachträgliche Rechnungskorrekturen. Durch die ‚MDK-Umsatz-Quote' setzen die Rückstellungen ins Verhältnis zu den Erlösen von Krankenhausleistungen. Pro Fall rechnen die Krankenhäuser in privater Trägerschaft mit einem Rückstellungsbetrag von 104,74 Euro, öffentliche Kliniken mit 86,64 Euro und freigemeinnützige mit 111,81 Euro. Hier ergibt sich eine Differenz von bis zu 30 Prozent zwischen den Trägerarten durch den MDK (PwC, 2020).

2.3   Wirtschaftliche Aspekte der Krankenhäuser

Um die Kapitalkosten zu finanzieren und die Abschreibungen ausgleichen zu können, hängt dies von den Marktzinsen, vom Leistungsportfolio des Krankenhauses und von der Nutzungsdauer des Anlagevermögens ab. Zur Deckung der Kapitalkosten müssen private Krankenhausträger eine Rendite für das eingesetzte Kapital erwirtschaften. Ein Maß an Wirtschaftlichkeit mit striktem Kostenmanagement als auch eine hohe Arbeitsproduktivität sind nötig. Private Träger erreichen bei gleichem Ressourceneinsatz eine höhere Leistungsmenge. Der Zusammenschluss kann Verbundpotenziale (‚economies of scope') ermöglichen. Die Verbundpotenziale werden in ‚Casemixpunkten' berechnet und sind höher als bei anderen Trägern. Die Sachkostenanteile fallen höher aus, während die Personalkosten geringer sind. Häufig gehen bestimmte Leistungen der Krankenhäuser, beispielsweise Catering oder Reinigung, an externe Dienstleister. Die Outsourcing-Quote lag bei Personal- und den Sachkosten bei 6,6 Prozent. Dieser Anteil lag bei den kommunalen Kliniken bei 5,3 Prozent und bei den freigemeinnützigen bei 4,3 Prozent. Das Leistungsvermögen verteilt sich damit auf weniger internes Personal. Das angegebene Verhältnis des operativen Ertrags und nach Abzug der Personal- und Sachkosten bleibt die EBITDA-Marge zu den Gesamterlösen. Im Jahr 2016 betrug die ‚EBITDA-Marge' inkl. Fördermittel bei privaten Krankenhäusern im Durchschnitt 14 Prozent der Gesamterlöse. Zu den anderen Trägern wird der operative Ertrag aus eigener Kraft größer. Von den privaten Konzernen wird nicht im gleichen Ausmaß auf die öffentlichen Fördermittel zurückgegriffen. Die Reinvestitionen werden aus dem EBITDA inkl. Fördermittel getätigt und es wird sowohl das Eigen- als auch das Fremdkapital verzinst. Die Abschreibungen auf das Anlagevermögen müssen in regelmäßigen Abständen durch die Reinvestitionen ausgeglichen werden. Ein Vorteil der privaten Krankenhausträger ist, dass es ein professionelles Aufsichtsgremium gibt, das mit dem Management zusammenarbeitet. Hierbei zählt die kontinuierliche Verbesserung der Wettbewerbsposition und die wirtschaftliche Erbringung des Krankenhauses.

Die privaten Krankenhausträger zeichnen sich sowohl durch eine geringere Sonderposten- und Förderquote also auch eine hohe Eigenkapitalquote sowie EBITDA-Marge und Rentabilität aus. Zudem tätigen sie höhere Investitionen und zahlen mehr Steuern als dies bei anderen Trägerschaften der Fall ist (Augurzky, Beivers & Pilny, 2018).

3. Analyse

3.1 Kritische Analyse und Betrachtung

Die öffentlichen Krankenhäuser stellen die Hälfte aller Krankenhausbetten in Deutschland und machen 30 Prozent aller Krankenhäuser aus (Bundesministerium für Gesundheit, 2018). Hier ist erkennbar, dass bei nur 30 Prozent ca. die Hälfte der Patienten behandelt wird. Wirtschaftlich vorteilhafter sind jedoch die privaten Krankenhausträger, da diese eine geringere Sonderposten- und Förderquote aufweisen. Unterstützt durch eine hohe Eigenkapitalquote, EBITDA-Marge, Investitionen und Rentabilität. Eine Frage für die Forschung wäre, ob es in Zukunft nur private Kostenträger geben könnte. Dafür müsste sich die gesetzliche Lage ändern, welches die Vielfalt der Krankenhausträger beachtet. Zudem tragen die privaten Kostenträger zur finanziellen Entlastung der öffentlichen Krankenhäuser bei. Die Kritik an der Privatisierung ist allgegenwärtig, aus der finanziellen Sichtweise aber ein Vorteil für die öffentlichen Krankenhäuser. Eine weitere Frage für die Forschung wäre, ob sowohl das Patientenwohl als auch die Finanzen ohne die Privatisierung besser genutzt werden können. Zudem könnten die Bedarfsdeckung und die Leistungserbringung der gesetzlichen Krankenversicherung Pflicht werden. Die kommunalen und freigemeinnützigen Krankenhäuser werden vom Deutschen Roten Kreuz oder von der Kirche betrieben (Bundesministerium für Gesundheit, 2018). Eine weitere Frage für die Forschung wäre, ob eine Abschaffung dieser Trägerschaft und eine Umwandlung entweder zu den öffentlichen Krankenhäusern oder den privaten Trägerschaften einen finanziellen Vor- oder Nachteil mit sich bringen kann. Zudem unterscheiden sie sich durch das private Eigenkapital, das die privaten Trägerschaften nutzen, von den anderen Trägerschaften (Augurzky, Beivers & Pilny, 2018). Darüber hinaus wäre zu untersuchen, ob die öffentlichen und freigemeinnützigen Krankenhäuser auch Eigenkapital einsetzen und sich somit auch besser finanzieren könnten. Es wurden Fallpauschalen zur Vergütung eingesetzt, neben diesen sind die Verweil- und Behandlungsdauer Kriterien zur Berechnung (Deutscher Bundestag, 2014). Eine weitere Frage für die Forschung wäre, ob eine neue Berechnung finanzielle Vorteile mit sich bringen kann. Als Vergleich für die Wirtschaftlichkeit der Krankenhäuser sind die Material- und Personenaufwandsquote sowie die MDK-Umsatz-Quote Kennzahlen dafür (PwC, 2020). Bei beiden lagen die Krankenhäuser mit privater Trägerschaft vorne, was auf besseres Wirtschaften hindeutet.

Die Material- und Personenaufwandsquote lag bei 83,6 Prozent und für den Rückstellungsbetrag von 104,74 Euro. Die freigemeinnützigen und öffentlichen Krankenhäuser hatten für die Finanzierung, Reparaturen und andere Ausgaben weniger zu Verfügung.

3.2 Diskussion

Durch Zusammenschlüsse oder Stilllegungen verringert sich die Zahl der kleinen Einrichtungen. Rückläufig sind auch die Verweildauer und die Anzahl der Betten. Die privaten Krankenhausträger werden finanziell durch das private Eigenkapital im Unternehmen unterschieden. Zudem tätigen sie mehr Investitionen und entlasten die öffentlichen Krankenhäuser, indem sie weniger Fördermittel in Anspruch nehmen und höhere Steuern zahlen. Auf dieser Basis lässt sich festhalten, dass die Ergebnisse der finanziellen Sichtweise auf die privaten Krankenhausträger, wie mehr Investitionen, bessere Rentabilität, die MDK-Umsatzquote und die EBTIDA-Marge eine bessere finanzielle Situation darstellen als bei den anderen Trägerschaften. Die Ergebnisse sind anhand von Berechnungen zur beispielsweise MDK-Umsatzquote, EBITDA-Marge oder Outsourcing-Quote belegt. Den Ergebnissen liegt möglicherweise ebenfalls zugrunde, dass die privaten Trägerschaften Eigenkapital einsetzen, was die öffentlichen oder freigemeinnützigen Trägerschaften nicht können. Als auch die Berechnungen sowie die gesetzlichen Grundlagen oder der Fallpauschalen. Es muss jedoch berücksichtigt werden, dass durch die gesetzlichen Grundlagen, wie eingesetztes Eigenkapital der privaten Träger oder die Berechnungen zu den Ergebnissen führen. Eine weitere Frage für die Forschung wäre, ob eine geänderte Gesetzesgrundlage der Finanzierung wie das Abschaffen des verwendeten Eigenkapitals zu anderen Ergebnissen führen könnte.

Ein Aspekt, der in der Arbeit nicht betrachtet werden konnte, ist der Vergleich in Kapitel 2.2 von privaten Trägerschaften mit den freigemeinnützigen und öffentlichen Krankenhäusern. Dadurch konnte der genaue Umsatz in den Jahren von 2007 bis 2018 nicht festgestellt werden. Hier gibt es Anhaltspunkte in der Berechnung der MDK-Umsatzquote, der EBTIDA-Marge und der Outsourcing-Quote. Des Weiteren wurden hauptsächlich die Unterschiede in der Finanzierung der privaten Trägerschaften betrachtet. Es wurde jedoch nicht genauer auf das duale Finanzierungssystem für die öffentlichen und freigemeinnützigen Trägerschaften eingegangen. Die Unterschiede bezüglich der Krankenhaustypen, der Tätigkeitsschwerpunkte und des Versorgungsumfangs wurden aufgrund der Forschungsfrage nur kurz erläutert.

4 Fazit

In der vorliegenden Hausarbeit wurde folgender Frage nachgegangen: Wie finanzieren sich Krankenhäuser in privater Trägerschaft und sind diese ertragreicher als öffentliche oder freigemeinnützige Kliniken? Zu deren Beantwortung wurde eine literaturbasierte Untersuchung durchgeführt.

Den privaten Trägerschaften sind die erwerbswirtschaftlichen Grundsätze im Vergleich zur Bedarfsdeckung von größerer Bedeutung. Ein Krankenhaus in privater Trägerschaft kann auch ein Plan- oder Vertragskrankenhaus zur Leistungserbringung berechtigt sein.
Es muss beachtet werden, dass die Vielfalt der Krankenhausträger berücksichtigt und gesichert wird. Das Anlagevermögen hängt vom Marktzins, Leistungsportfolio und der Nutzungsdauer der privaten Trägerschaften ab, um die Kapitalkosten zu finanzieren.

Aus den Ergebnissen lässt sich schließen, dass sich die privaten Krankenhäuser über das private Eigenkapital im Unternehmen finanzieren. Hierbei sind Betriebs- und Investitionszuschüsse der privaten Kostenträger zu nennen. Dem Gesundheitswesen fließen private Mittel zu, wodurch es auch für externe Kapitalgeber interessant wird. Die Wirtschaftlichkeit ist gegeben, da eine Rendite für das eingesetzte Kapital erwirtschaften müssen. So ist die Wirtschaftlichkeit mit einem Kostenmanagement verbunden. Sowohl durch die Reinvestitionen als auch mithilfe von Eigen- und Fremdkapital erwirtschaften die privaten Trägerschaften eine höhere Rentabilität.

Krankenhäuser in privater Trägerschaft sind zudem ertragreicher als öffentliche oder freigemeinnützige Kliniken, da eine geringere Sonderpostenquote, eine höhere Eigenkapitalquote sowie eine bessere EBITDA-Marge und Rentabilität bestehen. Dies kann beispielsweise durch die Outsourcing-Quote bei den Personal- und Sachkosten festgestellt werden, die bei 6,6 Prozent liegen. Und durch die MDK-Umsatz-Quote, bei welcher der Rückstellungsbetrag bei 104,74 Euro pro Fall liegt. Die Material- und Personenaufwandsquote ist ebenfalls eine bedeutende Kennzahl, da die privaten Trägerschaften mit 83,6 Prozent überdurchschnittlich gut abschnitten. Auch die EBITDA-Marge inkl. der Fördermittel lag im Jahr 2016 bei 14 Prozent der Gesamterlöse.

I Literaturverzeichnis

Albert, F. (2019). *Das sind Deutschlands größte Krankenhauskonzerne.* Verfügbar unter: https://www.bibliomedmanager.de/news/37627-das-sind-deutschlands-groesste-krankenhauskonzerne (23.04.2021).

Augurzky, B., Beivers, A. & Pilny, A. (2018). *Krankenhäuser in privater Trägerschaft.* Verfügbar unter: http://www.rwi-essen.de/media/content/pages/publikationen/rwi-materialien/rwi-materialien_122.pdf (17.04.2021).

Bundesministerium für Gesundheit. (2018). *Ratgeber Krankenhaus.* Verfügbar unter: https://www.bundesgesundheitsministerium.de/fileadmin/Dateien/5_Publikationen/Praevention/Broschueren/180503_BMG_RG_Krankenhaus.pdf (17.04.2021).

Deutscher Bundestag. (2014). *Krankenhäuser in privater Trägerschaft-Rechtsgrundlagen, verfassungsrechtliche Vorgaben und Finanzierung.* Verfügbar unter: https://www.bundestag.de/resource/blob/410456/4e05aed207135be735046e76f13a107b/wd-9-095-13-pdf-data.pdf (17.04.2021).

Deutscher Bundestag. (2016). *Zur Frage der Zulässigkeit von Gewinnerzielung durch Krankenhäuser in privater Trägerschaft.* Verfügbar unter: https://www.bundestag.de/resource/blob/490512/efd95a8e740f289070a86d6c66708f6d/WD-9-076-16-pdf-data.pdf (17.04.2021).

Institut Arbeit und Qualifikation. (o. J.). *Krankenhäuser und Betten nach Trägerschaften 1992-2018.* Verfügbar unter: http://www.sozialpolitik-aktuell.de/files/sozialpolitik-aktuell/_Politikfelder/Gesundheitswesen/Datensammlung/PDF-Dateien/abbVI32b.pdf (17.04.2021).

Klauber, J., Geraedts, M., Friedrich, J. & Wasem, J. (2018). *Krankenhaus-Report. Bedarf und Bedarfsgerechtigkeit.* Verfügbar unter: https://www.wido.de/fileadmin/Dateien/Dokumente/Publikationen_Produkte/Buchreihen/Krankenhausreport/2018/Kapitel%20mit%20Deckblatt/wido_khr2018_gesamt.pdf (17.04.2021).

Kurz, F. (2017). *Private Krankenhäuser: Profit statt Patientenwohl?* Verfügbar unter: https://de.irefeurope.org/Diskussionsbeitrage/Artikel/Private-Krankenhauser-Profit-statt-Patientenwohl (17.04.2021).

Radtke, R. (2019). *Umsatz der größten privaten Klinikbetreiber in Deutschland bis 2018*. Verfügbar unter: https://de.statista.com/statistik/daten/studie/223917/umfrage/umsatz-der-groessten-privaten-klinikbetreiber-in-deutschland/ (23.03.2021).

Reimbursement Institute. (o. J.). *Krankenhaus*. Verfügbar unter: https://reimbursement.institute/glossar/krankenhaus/ (17.04.2021).

PwC. (2020). *Die finanzielle Kluft zwischen öffentlichen und privaten Kliniken wächst weiter*. Verfügbar unter: https://www.pwc.de/de/pressemitteilungen/2020/die-finanzielle-kluft-zwischen-offentlichen-und-privaten-kliniken-wachst-weiter.html (02.05.2021).

II Abbildungsverzeichnis

III   Abkürzungsverzeichnis

KHEntgG	Krankenhausentgeltgesetz
SGB V	Fünftes Sozialgesetzbuch
GewO	Gewerbeordnung
KHG	Krankenhausfinanzierungsgesetz
MDK	Medizinischer Dienst der Krankenversicherung

BEI GRIN MACHT SICH IHR
WISSEN BEZAHLT

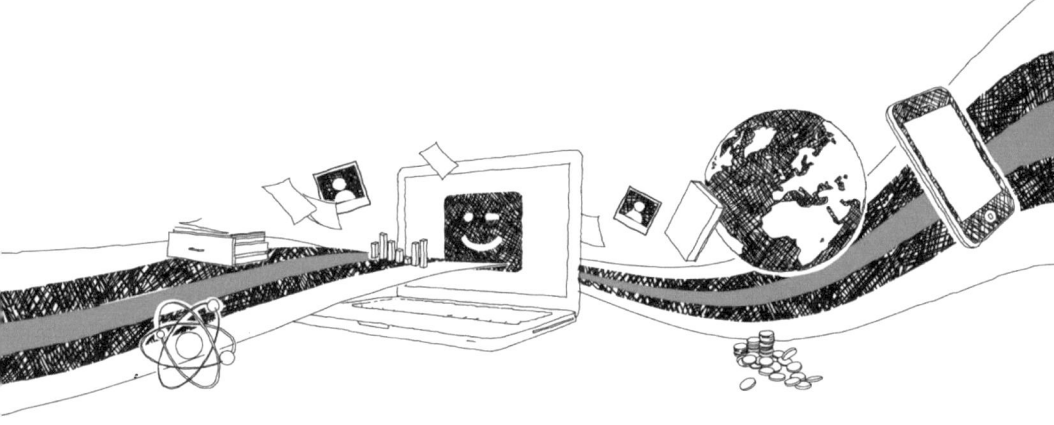

- Wir veröffentlichen Ihre Hausarbeit,
  Bachelor- und Masterarbeit

- Ihr eigenes eBook und Buch -
  weltweit in allen wichtigen Shops

- Verdienen Sie an jedem Verkauf

Jetzt bei www.GRIN.com hochladen
und kostenlos publizieren

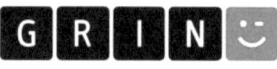